SOCIÉTÉ DE MÉDECINE PRATIQUE DE PARIS

DES
PROGRÈS DE LA CHIRURGIE
AU XIXᴱ SIÈCLE

PAR LE

Docteur A. AUBEAU

Secrétaire de la section de chirurgie.

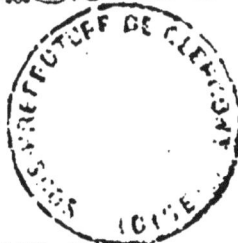

CLERMONT (OISE)

IMPRIMERIE DAIX FRÈRES

3, PLACE SAINT-ANDRÉ, 3

—

1889

SOCIÉTÉ DE MÉDECINE PRATIQUE DE PARIS

DES

PROGRÈS DE LA CHIRURGIE

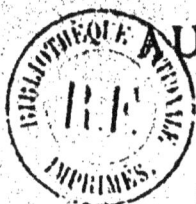

AU XIXᵉ SIÈCLE

PAR LE

Docteur A. AUBEAU

Secrétaire de la section de chirurgie.

～～❀～～

CLERMONT (OISE)

IMPRIMERIE DAIX FRÈRES

3, PLACE SAINT-ANDRÉ, 3

1889

DES
PROGRÈS DE LA CHIRURGIE
AU XIXe SIÈCLE

PAR LE

Docteur A. AUBEAU

Secrétaire de la section de chirurgie

————

Quelles sont les conquêtes de l'époque chirurgicale actuelle?

Dans quel sens doivent être dirigées les tentatives de perfectionnement?

La meilleure manière de répondre à ces questions est, nous semble-t-il, d'esquisser à grands traits le tableau de la chirurgie de la fin du dernier siècle et surtout des premières années du dix-neuvième siècle et de le comparer au tableau de la chirurgie contemporaine.

Si l'on s'arrête à l'impression première, on est tenté de déclarer que nous sommes tout près de la perfection, que l'art chirurgical et les sciences sur lesquelles il repose ont atteint l'apogée.

Mais l'exemple de nos prédécesseurs nous engage à beaucoup de réserve dans l'appréciation de la perfection.

Certes, en l'état actuel des connaissances humaines et de leurs applications, on peut affirmer que la chirurgie se distingue par la puissance de ses moyens, la sûreté de son action et la précision de ses résultats.

Mais c'est là une constatation toute d'actualité et qui ne

saurait en rien préjuger de l'avenir : qui sait si demain, une interprétation pathogénique des affections chirurgicales tout à fait imprévue (les doctrines microbiennes paraissent devoir nous réserver des surprises), la découverte de nouveaux agents thérapeutiques, l'emploi perfectionné d'une force physique mieux connue (l'électricité, par exemple), ne viendront pas bouleverser de fond en comble les idées que nous nous faisons présentement de la perfection en chirurgie ?

Ces réflexions nous sont inspirées par la lecture des lignes suivantes qu'on pourrait attribuer à un panégyriste enthousiaste de notre époque :

« Cultivée dans presque tous les temps avec plus ou moins » de soins et de succès, la chirurgie a fait de nos jours les » plus grands progrès et semble avoir atteint, ou peu s'en » faut, le plus haut degré de perfection dont elle paraisse » susceptible. Presque toutes les maladies chirurgicales sont » aujourd'hui parfaitement connues, soit dans le rapport de » leurs phénomènes, soit relativement aux indications qu'el- » les présentent : souvent même il nous est facile de re- » monter jusqu'à leurs causes prochaines, et par conséquent » d'en déterminer le caractère essentiel. Les procédés opé- » ratoires sont fixés et décrits avec une précision qui laisse » à peine quelque chose à désirer. Nos instruments et nos » appareils sont devenus d'un usage plus commode à me- » sure qu'ils ont été simplifiés davantage, et s'il nous » reste quelque chose à faire sous ce dernier rapport, si » nous pouvons espérer de perfectionner encore notre art, » c'est moins en imaginant de nouveaux instruments, qu'en » en réformant d'inutiles. La liste des médicaments exter- » nes longtemps surchargée d'une foule de substances inu- » tiles ou bizarres a subi des réformes non moins impor- » tantes ; ceux de ces médicaments qui ont paru mériter » d'être conservés ont été étudiés avec plus de soin et leurs » effets sur le corps humain appréciés avec plus de justesse. »

(Préface du *Traité des maladies chirurgicales et des*

opérations qui leur conviennent, par lo baron Boyer, 4 édition. Paris, Béchet jeune, 1831).

Il y a soixante ans à peine que ces lignes ont été écrites
et la chirurgie a subi depuis de telles transformations, que la
perfection de Boyer nous paraît quelque peu barbare. Non
pas que les hommes de la génération précédente aient eu
moins de valeur que ceux de notre génération ! Il faut, au
contraire, rendre aux prédécesseurs, aux contemporains et
aux successeurs immédiats de Boyer cette justice qu'ils pos-
sédaient à un haut degré les qualités qui font les grands
chirurgiens : connaissance approfondie de l'anatomie, dex-
térité admirable, audace raisonnée, sang-froid inébranlable.

Il suffit de prononcer les noms de Desault, Dupuytren,
Larrey, Lisfranc, Roux, Cloquet, Bouvier, Blandin, Velpeau,
Malgaigne, Nélaton, Chassaignac, Maisonneuve, pour évo-
quer les plus belles gloires de la chirurgie française.

Ces illustres maîtres, nos initiateurs directs, sont les véritables créateurs de l'anatomie chirurgicale et, « dire que c'est
» surtout à la France et à la Faculté de Paris que l'anatomie
» chirurgicale doit ses plus beaux travaux, ses meilleures
» inspirations, enfin son organisation scientifique, ce n'est
» pas obéir à un vain amour national, ni à une puérile va-
» nité d'école, c'est proclamer une vérité incontestable, et se
» sauvegarder de l'ingratitude. » (1)

Ils avaient fixé les règles de la plupart des opérations que
nous pratiquons aujourd'hui à peu près de la même façon et,
quand on lit les descriptions de certaines interventions chirurgicales, on ne sait ce qu'on doit admirer davantage, du
courage du patient ou de l'énergie de l'opérateur. La dexté-
rité, l'audace, le sang-froid étaient indispensables pour nos
prédécesseurs, alors que ces mêmes qualités sont presque ac-
cessoires pour nos contemporains.

C'est qu'il y a un demi-siècle, la compétence et le talent

(1) Vidal de Cassis. L'expérience. Nᵒ 78, page 565, 27 décembre 1838.

des hommes étaient fortement entravés par l'insuffisance et l'imperfection des moyens.

Trois grandes découvertes, l'*anesthésie*, l'*hémostasie*, l'*antisepsie*, ont transformé en quelques lustres la pratique chirurgicale. Ces découvertes sont les caractéristiques de notre époque et la base des progrès futurs. Elles n'interdisent pas le génie, mais elles permettent à des personnalités de deuxième ordre de faire de bonne chirurgie. Elles sont les principaux agents de la vulgarisation chirurgicale et tournent ainsi complètement au profit de l'humanité.

Donc au patrimoine que nous ont légué nos ancêtres : création de l'anatomie chirurgicale, science de la pathologie externe, fixation des procédés opératoires, etc., sont venues s'ajouter des méthodes dont la portée est inappréciable. Pour bien nous rendre compte des résultats qui en découlent, pour bien spécifier nos progrès, reportons-nous aux observations cliniques qui leur sont antérieures.

Il n'est pas nécessaire de mettre en jeu une imagination bien vive pour dramatiser les cas graves.

Et tout d'abord, on conçoit sans peine, les appréhensions, les hésitations, les atermoiements d'un malade justiciable d'une opération, c'est-à-dire contraint pour sauver sa santé ou sa vie de se laisser disséquer en pleine connaissance, en plein éveil des nerfs sensibles. Bon nombre de patients préféraient succomber aux progrès de leur mal ; d'autres ne se décidaient que sous l'impulsion de la douleur ou de la déformation. Aussi voyait-on alors des infirmités dont nous n'avons plus notion, des tumeurs qui, par leur volume et leur dégénérescence avancée, n'ont rien de comparable à ce que nous voyons de nos jours. Seuls quelques stoïques se livraient en temps opportun, aux mains de l'opérateur. Encore, faisaient-ils promettre, qu'au cours de l'opération, on leur laisserait, par moment, le temps de respirer et de reprendre connaissance, avant de poursuivre, s'ils avaient une *synco-*

pe. Car la douleur provoquait des convulsions et des *synco-pes*, surtout au moment où les manœuvres chirurgicales atteignaient les nerfs. Beaucoup de chirurgiens signalent comme un fait notable, et avec une certaine admiration, que le malade n'a pas eu de défaillance du fait de la douleur.

Les souffrances provoquaient aussi, on le conçoit, une agitation extrême, des mouvements désordonnés, des efforts et des cris ; aussi les alèzes dont on enveloppait les patients avaient-elles pour but, autant de les immobiliser, de les garrotter que de les protéger contre la souillure du sang.

Malgré cette précaution, la sûreté de main de l'opérateur se trouvait singulièrement compromise dans la majorité des cas.

D'autre part, pendant les opérations qui nécessitaient l'ouverture de l'abdomen, les efforts et les cris du malade chassaient brusquement l'intestin au dehors ; ces cris et ces efforts augmentaient la tension vasculaire et doublaient l'intensité de l'hémorrhagie.

Puis, (nous parlons toujours de cas graves), le choc nerveux entraînait fréquemment un ébranlement qui se traduisait, après l'opération, par le délire (délire nerveux post-opératoire) ou par la stupeur, la sidération et la mort.

Plaçons-nous maintenant au point de vue de l'opérateur.

Il est facile d'imaginer les réflexions auxquelles il se livrait avant d'entreprendre une opération sérieuse. On avait alors le bistouri moins prompt que de nos jours.

En supposant même le chirurgien cuirassé contre les plaintes de l'opéré, il devait supputer les dangers d'hémorrhagie, les difficultés opératoires dues à l'état de veille du patient, à ses mouvements intempestifs, à ses cris, à ses faiblesses, et toutes les aventures du traitement consécutif. Beaucoup ne se pressaient pas d'opérer, conseillaient d'attendre, et ne se décidaient qu'*in extremis*.

Mais l'imperfection des *moyens d'hémostase* était la principale cause d'hésitation.

De ce fait, plusieurs opérations qui se pratiquent aujourd'hui couramment étaient considérées comme dangereuses, effrayantes, téméraires, impraticables.

Dans nombre de cas, les chirurgiens attendaient de la compression des tumeurs un obstacle à leur développement.

Ailleurs, ils faisaient la ligature préalable des gros vaisseaux afférents de la région malade.

Au cours de l'opération, il fallait fréquemment s'interrompre pour faire la ligature des vaisseaux, ce qui entraînait une perte de temps considérable et prolongeait les souffrances de l'opéré.

Souvent ces divers moyens restaient insuffisants, inefficaces ; il fallait opérer en se hâtant, presque au jugé, sous une nappe de sang.

Ou bien l'hémorrhagie devenait assez abondante pour compromettre immédiatement la vie de l'opéré ; on se félicitait alors, d'en être quitte pour une syncope, on s'arrêtait encore pour faire reprendre des forces au patient en lui administrant des toniques.

Dans quelques cas, l'abondance de l'hémorrhagie, l'impossibilité de saisir les vaisseaux pour les lier, conduisaient les chirurgiens à n'enlever que les parties superficielles des tumeurs, à lier les parties profondes et à les attaquer ensuite par des caustiques ; c'est-à-dire que dans le cas de tumeurs malignes, l'opération devenait complètement inutile.

Enfin, dans certaines circonstances, le danger de mort par hémorrhagie faisait interrompre l'opération pour la reprendre à une prochaine séance, quelquefois à huit jours d'intervalle.

Dans le cas où la ligature ne suffisait pas, on avait recours au cautère potentiel et, mieux, au cautère actuel. On tamponnait la plaie avec des éponges cirées et de la charpie qui empêchaient forcément la réunion par première intention, et on faisait une compression capable parfois d'entraîner la gangrène. Le malade restait en état d'agonie :

faiblesse excessive, refroidissement, lypothymies (de 4 heures), ou bien il mourait d'anémie aiguë. Souvent, les hémorrhagies se répétant, il fallait enlever le pansement, ou défaire les sutures, et ces hémorrhagies profuses et répétées plongeaient le malade dans une débilité absolue peu favorable à la guérison.

Pour qu'on ne nous accuse pas de charger le tableau, nous citerons textuellement quelques passages :

« Le malade tombait à chaque instant en défaillance ; » j'étais obligé de le laisser revenir à lui.... Le malade se » mit à crier d'une manière effrayante...., je fus couvert » d'une grande quantité de sang, j'essayai de lier les vais- » seaux, mais je n'y parvins pas, je fis une compression » par le doigt d'un aide..... J'ouvris de nouveaux vaisseaux » qui donnaient d'autant plus de sang que la femme criait » et s'agitait plus fortement. La quantité de sang qui jaillit » était si grande que j'en fus moi-même effrayé.

« ..... La plaie présentait un aspect effrayant : une mare » de sang coagulé occupait tous ses environs.... »

On voit par ce court aperçu la nature et la gravité des dangers que le malade avait à courir et par conséquent la nature et la gravité des difficultés que le chirurgien avait à vaincre avant la découverte des méthodes anesthésiques et hémostatiques contemporaines. Mais ce n'est pas tout encore : l'opération décidée, effectuée et réussie, restait à lutter contre les suites.

Nous ne rappellerons que pour mémoire les hémorrhagies secondaires qui nécessitaient souvent la réouverture de la plaie, quand elle avait été suturée, et qui, malgré le tamponnement, la compression, les caustiques, le fer rouge, se reproduisaient souvent d'intervalle en intervalle, affaiblissaient peu à peu le malade, le mettaient dans les conditions les plus fâcheuses pour faire la réaction curative et finissaient quelquefois par entraîner la mort. Nous n'insisterons pas da-

vantage sur la douleur causée et entretenue par les manœuvres hémostatiques que nous venons d'énumérer et les propriétés irritantes des pansements : douleur qui provoquait à
son tour l'exaltation nerveuse et l'insomnie, nouveaux obs-
tacles à la guérison.

Mais nous ne pouvons pas ne pas consacrer quelques lignes à la défectuosité des pansements et aux conséquences
qui s'en suivaient.

Il est certain que les chirurgiens de la fin du dix-huitième
siècle ont rendu le plus grand service à la chirurgie en sim-
plifiant considérablement les pansements et en rejetant toute
la poly-pharmacie ancienne. Mais, bien que les idées les plus
judicieuses se soient déjà fait jour à cette époque, bien que
plusieurs auteurs se soient élevés contre l'usage des tentes,
des dilatants, des sétons qui entretiennent la douleur et em-
pêchent la réunion de la plaie, bien que les pansements ra-
res aient été préconisés, l'insuffisance de l'hémostasie obli-
geait malheureusement les chirurgiens à recourir trop souvent au tamponnement des plaies. De plus, les pansements
qui dominaient à la fin du dix-huitième siècle et au commencement du dix-neuvième étaient tous plus ou moins irri-
tants et contraires aux règles de la propreté, mais celui qui
dominait presque sans conteste était le pansement par la charpie, qu'on avait, dans le début, appliquée sèche, puis qu'on
recouvrit plus tard de cérat pour l'empêcher d'adhérer à la
plaie. Larrey, par la suite, appliqua le cérat sur un linge fenêtré afin d'isoler la plaie du contact de la charpie « c'est le
» fameux pansement à plat, appelé ensuite pansement au
» cérat que nous connaissons aujourd'hui sous le nom de
» pansement ancien, pansement sale et qui s'est propagé
» jusqu'à nos jours » (1).

Benjamin Anger fait ainsi le procès de ce pansement :

« Le cérat qui reste en usage un certain temps dans une

_____

(1) Bousquet et Chauvel. Article (*Pansement*) du Dictionnaire encyclopédique des sciences médicales, t. XX, 2ª série, p. 103.

» salle d'hôpital, non seulement tend à rancir, mais se
» charge en outre de tous les miasmes, corpuscules, agents
» morbifiques, dégagés et suspendus dans cette atmosphère ;
» Il les met ensuite au contact d'une surface aussi éminem-
» ment absorbante qu'une plaie. Si le linge fenêtré enduit
» de cérat se détache facilement lorsqu'on renouvelle le
» pansement, il a l'inconvénient, au bout d'un certain temps,
» de salir les bords de la plaie. On se trouve obligé, pour
» les nettoyer, de les râcler avec la spatule, en courant le
» risque de compromettre, dans une certaine mesure, le tra-
» vail cicatriciel qui commence seulement. Il devient né-
» cessaire aussi de se servir de lotions d'eau tiède, soit pure
» soit émolliente, dont l'emploi, au moins inutile, est le
» plus souvent nuisible à la réparation de la plaie. Le cérat
» d'ailleurs n'a lui-même aucune action utile sur la cicatri-
» sation ; si même, il est employé en trop grande quantité,
» au lieu de la favoriser il s'y oppose, en laissant les bour-
» geons charnus s'hypertrophier et s'amollir. Aussi dans
» les plaies pansées de cette manière, est-on obligé d'a-
» voir souvent recours au crayon de nitrate d'argent pour
» réprimer la couche de granulations » (B. Anger. *Pansement des plaies chirurgicales.* Thèse Paris. Concours 1872,
page 118). Ce pansement empêche la réunion par première
intention ; il entretient la suppuration, favorise la décompo-
sition des sécrétions, irrite les bourgeons charnus, les dé-
chire et permet l'absorption des produits septiques.

Il y aurait de l'exagération à mettre à son actif toutes les
complications des plaies, mais nous tenons pour certain
qu'il donne naissance à quelques-unes et qu'il ne s'oppose
pas au développement des autres.

Sous le règne du pansement sale, l'intervention chirurgicale la plus insignifiante devenait, à de certains moments
tellement périlleuse que les chirurgiens étaient contraints
de faire évacuer leurs salles et de s'abstenir de toute opération.

Ce qui est non moins prouvé, c'est que les milieux noso-
comiaux ayant peu changé, les complications des plaies
tendent à disparaître en même temps que les pansements sales.

Ignorance de l'anesthésie, insuffisance de l'hémostasie,
négligence de l'antisepsie, tels sont les trois faits, qui, en
dépit du talent et de la science de nos prédécesseurs, éta-
blissent une ligne de démarcation si tranchée et si profonde
entre leur époque et la nôtre.

En 1844, Horace Wels découvre l'anesthésie par le proto-
xyde d'azote. En 1846, Jakson et Morton l'anesthésie par
l'éther. En 1847, Flourens, l'anesthésie par le chloroforme
que Simpson applique pour la première fois chez l'homme,
la même année. A partir de ce moment, la méthode anesthésique fait de rapides progrès. Dans ces dernières années,
les travaux de P. Bert (anesthésie avec le mélange de pro-
toxyde d'azote et d'air sous pression. Anesthésie par les
mélanges titrés de chloroforme et d'air) et les discussions
de l'Académie de médecine sur le chloroforme viennent
fixer les règles de l'anesthésie générale. Plus récemment encore, la découverte des propriétés de la cocaïne, le procédé de stypage par le chlorure de méthyle, complètent les
moyens d'action d'anesthésie locale déjà connus (réfrigéra-
tion par l'éther ou par le mélange de glace et de sel marin).

A l'heure actuelle, la chirurgie a résolu ce problème qui
paraissait un rêve aux anciens: « Suppression de la douleur pendant les opérations. » Immédiatement l'appréhen-
sion, la terreur éprouvée par les malades disparaît. La
plupart consentent assez facilement à une opération, du moment où on les assure qu'ils ne sentiront rien. De cette accep-
tation facile résulte, du même coup, ce fait capital : les
patients n'attendent plus que leur mal ait fait des progrès
incompatibles avec le succès opératoire. Les chirurgiens
opèrent par conséquent à une époque voisine du début et,
par conséquent aussi dans des conditions meilleures. Les
bienfaits de l'anesthésie s'étendent à toutes les explorations

toutes les manœuvres, toutes les opérations douloureuses, depuis la simple extraction des dents, jusqu'à l'ablation des tumeurs volumineuses de l'abdomen. Plus de défaillances, plus de syncopes dues à la douleur. La stupeur qui suit les grands éréthismes nerveux disparaît ; l'ébranlement qu'on a dénommé *choc* devient nul ou s'amoindrit. Le délire nerveux post-opératoire, complication fréquente avant la découverte de l'anesthésie, devient tellement rare que certains auteurs tendent aujourd'hui à le nier et à le confondre avec le délire alcoolique.

En même temps que la douleur, disparaissent les cris, les efforts, et les mouvements intempestifs du malade ; l'intestin n'a plus la même tendance à faire hernie pendant les opérations qui se pratiquent sur l'abdomen, le sang jaillit avec moins d'intensité pendant la section des vaisseaux ; plus de fausses manœuvres, plus de lutte de patient à tortionnaire.

Autres conséquences : assuré que le malade ne souffre pas, l'opérateur n'est plus obligé de déployer une hâte préjudiciable à la correction, à la minutie, à la perfection de son œuvre. Il opère avec autant de facilité, de précision et de calme que sur le cadavre. La contraction musculaire est vaincue et aussi le spasme ; certains diagnostics deviennent dès lors précis (affections abdominales, pseudo-arthropathies dues aux contractures hystériques, simulations, etc.). La réduction des luxations et des fractures devient élémentaire, d'où diminution considérable du nombre des estropiés ; la plupart des hernies cèdent aux premières tentatives de taxis. Les sphincters contracturés (anus, vessie, vagin) se laissent distendre sans efforts.

En outre, du seul fait de l'anesthésie, le domaine de l'intervention chirurgicale s'agrandit.

Certaines opérations que leur longue durée rendait inconcevables entrent dans le domaine de la pratique journalière.

Plus encore : la femme échappe à la dure loi biblique:

« *Tu enfanteras dans la douleur*. » On emploie le chloroforme dans toutes les manœuvres obstétricales importantes de même que dans le travail le plus régulier.

Un autre point nous paraît digne de remarque, c'est l'emploi de l'anesthésie dans la trachéotomie pratiquée chez l'enfant atteint du croup. En dehors de ses avantages généraux, elle est dans une certaine mesure, une sauvegarde pour l'opérateur. Nous avons remarqué que chez les enfants soumis au sommeil chloroformique, la quinte de toux qui se produit au moment de la pénétration de l'air dans les poumons et qui s'accompagne de l'expulsion de fausses membranes (contre lesquelles l'opérateur ne peut se garantir, puisqu'il est obligé, à ce moment, de surveiller attentivement l'introduction de la canule), nous avons remarqué, disons-nous, que cette quinte de toux ne se produit pas, ou est, tout au moins, sensiblement atténuée.

Nous avons vu les inconvénients et les dangers résultant, pendant et après les opérations, de l'insuffisance des moyens d'hémostase. Le *pincement des vaisseaux*, à l'aide d'instruments appropriés a été une découverte heureuse et féconde en résultats. Employé d'abord, depuis Desault, sans règles fixes, d'une façon tout à fait irrégulière et accidentelle, en cas d'urgence et à défaut d'autres moyens, il est devenu entre les mains de Péan, l'illustre président de notre section de chirurgie, une méthode dont nous n'hésitons pas à comparer l'importance à celle de l'immortelle découverte d'Ambroise Paré, *la ligature des vaisseaux*.

Péan fit construire sa pince hémostatique en 1868 et l'employa journellement depuis cette époque, en multipliant les modèles suivant les besoins opératoires et les régions (pinces longues, droites, courbes, à mors mobiles, en T, en cœur, etc)., mais c'est seulement en 1874 (1) qu'il exposa

(1) *De la forcipressure* (Dony et Exchaquet), Paris 1875.

l'ensemble de sa méthode hémostatique, au moment où Verneuil donnait au pincement des vaisseaux le nom de *forcipressure*.

La méthode se résume en trois manœuvres :

1. Sur les régions de peu d'épaisseur, telles que la langue ou les lèvres ; sur le pédicule de certaines tumeurs, appliquer une pince destinée à empêcher l'afflux du sang avant et pendant l'opération (Hémostasie préventive).

2. Arrêter le sang pendant le cours d'une opération et éviter les ennuis et les complications causés par la nécessité de faire à tout instant des ligatures (Hémostasie temporaire).

3. Laisser sur les vaisseaux de toute nature et de tout calibre des pinces à demeure destinées à produire leur oblitération durable (Hémostasie définitive).

Cette méthode, complète d'emblée, et qui est aujourd'hui généralement acceptée, supplée à l'insuffisance des autres moyens d'hémostase (torsion, ligature, cautérisation, acupuncture, écrasement), si elle ne les remplace tous.

En prenant comme type des divers moyens d'hémostase la ligature qui est le *moyen radical*, nous reconnaissons qu'elle est parfois impossible, souvent difficile et quelquefois dangereuse. Les faits que nous avons signalés précédemment le démontrent d'une façon irréfutable.

D'autre part, elle prend un temps précieux, et lorsqu'on est obligé de laisser un grand nombre de fils dans la plaie, il devient difficile d'obtenir la réunion par première intention.

Ce que nous venons de dire de la ligature nous permet de passer sous silence les imperfections des autres moyens et suffit pour faire ressortir tous les avantages du pincement hémostatique.

Le pincement simplifie considérablement les opérations par la facilité, la rapidité et la sécurité de son application ; il permet de diviser rapidement et sûrement les tissus. Un point du champ opératoire donne-t-il du sang ? on le saisit en masse et sans chercher, entre les mors d'une pince, et l'on passe outre, quitte à faire plus tard la ligature, la pince permettant toujours de retrouver le vaisseau; une artère ou une veine importante qu'on ne peut ménager se présente-t-elle ? on la saisit entre deux pinces et on la coupe. Les observations démontrent que les pinces appliquées sur les vaisseaux et les tissus pendant quelques minutes ou quelques heures ne nuisent en rien à la réunion immédiate. Lors même que sur un point on est forcé de laisser à demeure une ou plusieurs pinces (ablation des grandes tumeurs), on place les pinces à la partie déclive et on affronte directement les bords de la plaie dans le reste de leur étendue. Dans le pincement définitif, on ne laisse en somme un corps étranger dans la plaie que temporairement, et ce corps étranger est inoffensif. D'ailleurs, la plupart des vaisseaux sont définitivement obstrués par le pincement temporaire.

« Si nous comparons ce qui se passait autrefois dans les
» services de chirurgie avec ce que nous voyons aujour-
» d'hui... nous pouvons facilement nous rendre compte
» des avantages incontestables du pincement... On se ser-
» vait de la ligature, de l'écraseur, du cautère actuel et
» même du galvano-cautère : or, les internes de garde
» étaient appelés très souvent pour arrêter des hémorrha-
» gies consécutives aux opérations pratiquées le matin ou
» les jours précédents; qu'arrivait-il alors? Il fallait procé-
» der avec le plus grand soin à la recherche du vaisseau
» qui était le point de départ de l'hémorrhagie et le saisir
» dans une pince (le plus souvent défectueuse) pour placer
» une ligature. Cette recherche était parfois longue, diffi-
» cile, et pour peu que le vaisseau fût profond, il n'était pas
» rare de voir le malade succomber avant qu'on eût pu le
» saisir et le lier.

» Depuis que je suis moi-même à la tête de services im-

» portants dans les hôpitaux, il est presque sans exemple
» que mes internes aient jamais été dérangés pour des ac-
» cidents de ce genre et que des malades opérés par nous
» soient morts d'hémorrhagies consécutives...... En suppo-
» sant d'ailleurs qu'il se produise une hémorrhagie consé-
» cutive à l'une de nos opérations, pourra-t-on comparer
» l'application d'une simple pince sur les parties saignan-
» tes, application qui pourrait être faite à la rigueur par
» une personne étrangère à la médecine, avec la ligature
» qui demande toujours un certain temps, exige la présence
» d'un aide et ne peut être pratiquée que par des mains
» expérimentées. (1) »

Il est bien certain que le pincement hémostatique est
venu compléter de la façon la plus heureuse les autres
moyens d'hémostasie.

Bien appliqué, il permet d'éviter au malade la perte d'une
seule goutte de sang dans les opérations réputées autrefois
les plus sanglantes. Il donne au chirurgien une complète
sécurité et par conséquent une hardiesse presque sans limites. Aussi, grâce à lui, la pratique tend-elle à se répandre
de jour en jour.

D'autre part, il a ouvert la voie à une foule d'entreprises
chirurgicales qu'on n'aurait jamais osé tenter autrefois. Sans
vouloir entrer dans de longs détails, qu'il nous suffise de
prendre comme types : l'ablation des tumeurs de la parotide,
l'ablation du corps thyroïde, l'ablation de l'utérus, et la plus
grande partie des opérations qui portent sur la cavité abdominale.

A la fin du siècle dernier, on taxait encore de téméraire
celui qui osait tenter l'extirpation de la parotide. Des chirurgiens d'un mérite incontestable considéraient cette opération comme impraticable, en raison des rapports de la
glande avec la carotide externe.

(1) Péan. Du pincement des vaisseaux comme moyen d'hémostase,
p. 61 et 62. Paris. Germer-Baillière, 187?.

2

Tellier disait en 1836 : « L'extirpation complète de la ma-
» trice constitue une des opérations les plus effrayantes,
» même pour le chirurgien le plus téméraire et des plus
» dangereuses pour le malade » (1).

Ces appréhensions font aujourd'hui sourire la plupart des
chirurgiens.

Pour ne rien omettre d'important, nous devons signaler
parmi les nouveaux moyens d'hémostasie, la bande d'Esmarch, dont l'élasticité est due au caoutchouc et qui rend
d'immenses services dans tous les cas où il est possible de
faire de la compression (opérations qui se pratiquent sur les
membres en particulier).

Nous arrivons à la troisième grande découverte contemporaine, l'*Antisepsie*.

On peut lui appliquer cette phrase que Maurice Perrin a
écrite à propos de l'anesthésie :

« En général, les grandes découvertes ne sont pas l'œu-
» vre d'un seul homme ; elles apparaissent comme la réa-
» lisation d'une aspiration idéale, qui, durant une période
» préparatoire plus ou moins longue, est marquée par des
» tentatives isolées dont on méconnaît la signification ou
» l'importance » (2).

Des substances antiseptiques ont été employées pour le
pansement des plaies dès la plus haute antiquité. On les
voit réapparaître de temps à autre, à travers les siècles.
Mais, l'antisepsie, en tant que méthode, date seulement des
découvertes bactériologiques. C'est par conséquent une
conquête toute moderne.

Elle est née de cette conception, basée sur l'observation,
que le contact de l'air est nuisible aux plaies, *par les substances qu'il contient.*

(1) Du cancer de la matrice. J. B. Baillière, Paris 1836.
(2) Article « Anesthésie » *Dictionnaire encyclopédique des sciences médicales*, t. IV, première série, page 437.

Ces idées datent du commencement du siècle ; les travaux de Sédillot, Davaine, Feltz, Alph. Guérin, Pasteur et leurs disciples, ont établi que l'air contient et transporte des micro-organismes, des germes morbifiques (microbes de Sédillot) capables de produire des fermentations, que, mis en contact avec les plaies, ils s'y développent rapidement aux dépens des liquides que celles-ci sécrètent, qu'ils sont absorbés et produisent des accidents septiques.

Ces travaux ont donné naissance à une nouvelle théorie de l'inflammation, intéressante au premier chef.

« Il y a une dizaine d'années, on considérait l'inflam-
» mation comme l'exagération des phénomènes physiologi-
» ques de la nutrition des organes. Sous une influence irri-
» tante, les éléments cellulaires se formaient en plus grande
» abondance, la diapédèse (issue des globules blancs du sang
» hors des vaisseaux à travers la paroi) qui s'observe nor-
» malement s'activait outre mesure. Entre l'inflammation
» et la rénovation moléculaire, il n'y avait qu'une ques-
» tion de degré. Maintenant, un élément nouveau s'a-
» joute, qui fait de l'inflammation un phénomène essen-
» tiellement spécifique, la pénétration des microbes (staphy-
» lococcus pyogenes aureus de Pasteur et autres) dans les
» vaisseaux et dans les leucocytes ; le globule du pus n'est
» plus le globule blanc, la cellule lymphatique ou embryon-
» naire banale ; il renferme un « micro-organisme » ; sa na-
» ture et ses fonctions sont changées (1). »

Le microbe du pus pénètre dans l'économie, soit par une solution de continuité de la peau, soit par la muqueuse digestive ou respiratoire ; il est charrié par la circulation des vaisseaux sanguins ou lymphatiques et la suppuration s'établit souvent de la sorte, fort loin du point où il a pénétré dans l'économie.

Mais les doctrines microbiennes ne s'appliquent pas qu'à

(1) Paul Reclus. *Manuel de pathologie externe.* Paris, Masson, éditeur, 2° édition, 1888, page 5.

l'inflammation. Le cadre des maladies virulentes s'étend de
jour en jour ; à côté de la rage, de la morve, de la syphilis, du charbon, on admet maintenant une foule d'autres
maladies, entre autres : l'érysipèle, la lymphangite, la septicémie, la pyohémie, la pourriture d'hôpital, le furoncle,
l'anthrax, etc.

Ces maladies sont les produits de certains microbes et
leur guérison repose sur la destruction du germe pathogè-
gène ; c'est dire qu'elles sont également justiciables d'un traitement antiseptique.

Les données qui précèdent ont conduit à l'abandon du
pansement ancien, pansement sale, et à l'adoption du pansement antiseptique. Par antisepsie, on entend l'emploi des
procédés physiques, des manœuvres opératoires et des médicaments chimiques, capables d'écarter les microbes, de
les empêcher de pénétrer jusqu'aux plaies, et de les dé-
truire, lorsqu'ils sont en possession de nos tissus.

Les procédés physiques sont : la désinfection du malade,
de l'opérateur, des aides, par les lavages antiseptiques ; la
désinfection des instruments, des éponges et des matériaux
de pansement par les lavages antiseptiques et la chaleur
(flambage et étuvage) ; la stérilisation et le filtrage de l'eau ;
le pansement ouaté d'Alphonse Guérin et les autres pansements occlusifs agissent dans le même sens.

Les manœuvres opératoires sont : 1° la réunion immédiate
de la plaie par suture, toutes les fois qu'il n'y a pas de con-
tre-indication (certains états morbides généraux, la contusion des bords de la plaie, etc.). La suture se fait à l'aide de
fils d'argent, de catgut, de soie, des crins de Florence ; c'est
la meilleure manière de soustraire les plaies au contact de
l'air.

2° Le drainage qui prévient la rétention des liquides
séro-sanguins sécrétés par les surfaces avivées.

Les règles du drainage ont été posées par Chassaignac ; on
emploie aujourd'hui des tubes en caoutchouc mou ou durci,

des tubes de verre fenêtrés, du verre filé et des drains résorbables : faisceaux de fils de catgut, drains d'os décalcifié.

3° La compression méthodique.

Les agents chimiques antiseptiques sont fort nombreux ; nous nous contenterons d'énumérer l'alcool (Nélaton), l'acide phénique, l'eau oxygénée (Péan et Baldy), l'iodoforme, le sublimé, les acides salicylique, borique, thymique, benzoïque, etc., etc.

Le type des pansements faits avec les agents chimiques antiseptiques est le pansement phéniqué de Lister (lavage, Spray, ligatures, protectives, lint, Mackintosh phéniqués).

Tous les agents précédemment énumérés et beaucoup d'autres sont, à des degrés d'énergie différents, microbicides, mais tous aussi (l'eau oxygénée exceptée), sont plus ou moins toxiques pour l'homme, et leur emploi exige de grandes précautions. Des accidents graves et quelquefois mortels ont été produits par l'usage inconsidéré ou immodéré de ces agents.

L'antisepsie comprend donc l'ensemble de tous les moyens que nous venons d'énumérer. Ces moyens sont employés dans le traitement des plaies, qu'elles soient accidentelles ou chirurgicales (opérations), récentes ou anciennes, non infectées ou infectées purulentes ; dans le traitement des complications des plaies : suppuration, érysipèle traumatique, lymphangite, septicémie, infection purulente, pourriture d'hôpital, (nous ne parlons pas du tétanos dont la pathogénie ne nous paraît pas encore suffisamment élucidée), ces complications étant dues à l'absorption, à la surface des plaies, de liquides devenus infectieux par la présence des microbes ou des alcaloïdes qu'ils fabriquent.

Dans le traitement des affections communes à tous les tissus :

Phlegmons, abcès chauds, contusions, bubons, ulcères, pustules malignes, abcès froids, abcès tuberculeux ; dans le traitement des affections des tissus et des systèmes : peau, tissu cellulaire, bourses séreuses, gaines tendineuses, système artériel, système veineux, système tendineux, système lymphatique, système nerveux, système osseux, système articulaire ; dans le traitement des maladies des régions : crâne, face, appareils de la vision, de l'audition, de l'olfaction, cavité buccale, cou, thorax, voies respiratoires ; dans la chirurgie de l'abdomen : paroi abdominale, tube digestif et ses annexes, appareil urinaire, appareil génital de l'homme et de la femme ; enfin dans toutes les manœuvres des opérations obstétricales.

En un mot, il faudrait passer en revue toute la pathologie chirurgicale pour bien faire ressortir les bienfaits de l'antisepsie.

Nous ne pouvons décrire le détail de l'antisepsie avant, pendant et après les opérations, pas plus que le détail du traitement antiseptique des diverses affections chirurgicales et nous devons nous contenter de renvoyer aux traités spéciaux (1).

Mais nous relèverons quelques particularités :

Les *complications des plaies* ont disparu, ou tendent à disparaître avec les pansements antiseptiques.

La *pustule maligne*, en dehors de son traitement chirurgical, est souvent atténuée dans sa gravité par les *injections interstitielles* de substances antiseptiques. Les *manifestations de la tuberculose* d'ordre chirurgical (abcès froids tuberculeux, synovites et arthrites tuberculeuses, adénites caséeuses, etc., etc.) cèdent plus facilement qu'autrefois ; la méthode des *injections d'éther iodoformé* du professeur Verneuil est féconde en succès et devra être préférée au débridement large et au raclage, toutes les fois qu'il sera possible.

Le *furoncle* et certaine variété d'anthrax sont fréquemment entravés dans leur développement et guérissent quelquefois sans débridement, sous l'action des moyens antiseptiques (pulvérisations, applications topiques, injections interstitielles).

La blessure des *synoviales*, tendineuses, péri-articulaires, articulaires ou viscérales, autrefois si redoutable, n'inquiète plus guère les chirurgiens. Aussi n'hésitent-ils pas, en s'entourant des précautions antiseptiques, à ouvrir largement ces diverses séreuses au grand profit des malades.

(1) On consultera avec fruit : *Pansement du Dict. encyclopédique.* — Chauvel et Bousquet (Loc. cit.) — *Le manuel de pathologie externe* de Reclus, Kirmisson, Peyrot, Bouilly; Masson, éditeur, Paris 1889. — *Le Traité pratique d'antisepsie* des docteurs Le Gendre, Barette, Lepage. Steinheil, éditeur, Paris 1888.

La *phlébite* suppurée consécutive aux traumatismes accidentels ou chirurgicaux des veines n'est plus à craindre avec l'antisepsie.

Il en est de même de la septicémie aiguë qu'on observait avant l'antisepsie, chaque fois que le chirurgien avait à intervenir dans le traitement des *lymphangiomes*.

Dans les *fractures ouvertes*, articulaires ou non articulaires, dans les *plaies articulaires* et dans beaucoup de *maladies des os et des articulations* qui nécessitaient autrefois le sacrifice des membres, l'antisepsie permet de faire avec le plus grand succès de la chirurgie conservatrice.

Combien de *blessés de guerre* devront leur salut à l'antisepsie !

On connaît les heureux résultats du pansement antiseptique dans le traitement des plaies du cuir chevelu, qui, autrefois, se compliquaient habituellement d'érysipèle ?

L'antisepsie étendra sous peu le domaine de la chirurgie des centres nerveux (encéphale et moelle).

L'antisepsie de l'œil, de l'oreille, des fosses nasales, de la cavité buccale, des voies respiratoires a donné les plus beaux résultats à ceux de nos confrères qui s'occupent spécialement de ces organes et de ces régions.

Le traitement de la pleurésie purulente, l'empyème, l'opération d'Estlander, la pneumotomie n'ont des chances de succès réelles qu'avec l'antisepsie.

C'est encore l'antisepsie qui explique l'audace et le succès des opérateurs dans la chirurgie abdominale et de l'appareil génito-urinaire. Sans elle, les chirurgiens ne porteraient pas une main aussi téméraire sur le péritoine, le foie, la vésicule biliaire, l'estomac, l'intestin, la rate, les reins, la vessie, les ovaires, les trompes et l'utérus.

Ce sont surtout les opérations de splénotomie, de néphrectomie, d'ovariotomie, de salpingotomie, d'hystérotomie ou d'hystérectomie abdominale ou vaginale, l'ablation des grandes tumeurs de l'abdomen qui étonneraient nos prédécesseurs s'ils pouvaient revivre. Nous en appelons de même à la mémoire des anciens accoucheurs pour proclamer les merveilles de l'antisepsie en obstétrique.

Concluons : Les doctrines microbiennes ne sont pas acceptées sans conteste ; mais, comme le dit fort bien J. Chauvel : « Que l'on accepte ou que l'on rejette la théorie des germes, il n'est pas discutable que les immenses progrès accomplis depuis vingt ans environ dans le traitement des plaies, sont la conséquence des doctrines actuellement admises sur l'origine et la nature des accidents septiques » (1).

N'eussent-elles eu pour effet que d'imposer la propreté rigoureuse, le résultat est énorme. Grâce à l'antisepsie, on obtient la guérison rapide et une diminution considérable de la mortalité, bien que l'on opère aujourd'hui beaucoup plus qu'autrefois.

C'est seulement depuis la découverte de l'antisepsie qu'on observe ces succès opératoires véritablement stupéfiants, qui font le triomphe de la chirurgie moderne.

Le traumatisme chirurgical le plus étendu (amputation de cuisse, ablation des grandes tumeurs) guérit en quelques jours sans fièvre, sans suppuration, sans complication d'aucune sorte !

Nous avons dit précédemment que l'anesthésie et l'hémostasie ont agrandi le domaine de l'intervention chirurgicale. Combien plus largement a agi dans ce sens la découverte de l'antisepsie !

C'est au point que l'on est tenté de dire des opérations ce que disait Boyer des instruments : « Si nous pouvons espérer de perfectionner encore notre art, c'est moins en imaginant de *nouvelles opérations* qu'en réformant d'inutiles. » Et plusieurs de nos contemporains feront bien de méditer ces paroles du professeur Bouchard : « Voici un exemple des inconvénients que peut avoir la préoccupation exclusive de l'infection ; elle conduit parfois les chirurgiens à des applications téméraires ; les opérations jadis les plus redoutables ayant, grâce à la notion d'infection, perdu leur gravité, les chirurgiens sont en liesse ; il est à craindre que pour quelques-uns cette fête ne tourne à l'orgie ! » (2).

En rappelant les bienfaits de l'anesthésie, de l'hémostasie,

(1) J. Chauvel et A. Bousquet (loc. cit.), p. 342.
(2) Utilité pratique des notions pathogéniques. Leçon d'ouverture du cours de M. Bouchard. *Union médicale*, 2 avril 1887, p. 508.

de l'antisepsie et en indiquant leur influence, nous croyons avoir donné exactement une idée générale de la chirurgie en cette fin du dix-neuvième siècle.

Mais, pour que notre étude fût complète, il faudrait maintenant passer en revue les découvertes, les inventions, les travaux de détail de nos contemporains et montrer les immenses progrès réalisés dans la pathogénie, l'anatomie pathologique, la symptomatologie, le diagnostic et le traitement des affections chirurgicales.

Le chirurgien moderne a bénéficié du développement de toutes les sciences. Il a fait son profit de toutes les découvertes intéressantes.

Plus qu'à toute autre époque il possède des idées générarales et les applique à sa pratique. Il s'habitue à compter avec les états ou les maladies constitutionnelles, avec les diathèses, il connaît et prévoit leur influence sur le traumatisme accidentel ou opératoire et n'hésite pas à s'aider du traitement médical, toujours judicieusement. Le rhumatisme, la goutte, l'arthritisme, la scrofule, la tuberculose, la syphilis, le diabète, l'albuminurie, l'impaludisme, l'alcoolisme, etc., lui fournissent des indications auxquelles il obéit et des contre-indications qu'il respecte.

Suivant les cas il opère ou s'abstient ; réunit les plaies ou les laisse ouvertes. Il attend du traumatisme un réveil de la maladie constitutionnelle (rappel de diathèse, Verneuil). Il désigne à l'avance le point faible (*locus minoris resistentiæ*, Verneuil). Il alimente ses opérés au lieu de les saigner et de les tenir à la diète. Il éthylise ses alcooliques et.... les sauve.

Éclairé par le microscope et l'analyse chimique, il a étudié de plus près les lésions, les altérations organiques, les néoplasies et a tiré de ses découvertes des conceptions exactes au point de vue de la science pure et des applications précises au point de vue de l'art.

Enfin, il a considérablement perfectionné et simplifié son

arsenal. (Nommons parmi les appareils d'usage général le thermo-cautère et le galvano-cautère.)

Examinons, en suivant autant que possible l'ordre méthodique, les points dominants :

SYPHILIS. — Les manifestations de la syphilis dans les organes, les tissus, les systèmes ont été bien étudiées seulement de nos jours.

CONTUSION. — A notre époque appartient : l'étude des *épanchements primitifs de sérosité* et, plus récemment, celle des *épanchements huileux* qui se rattachent au deuxième degré de la contusion, la *compression* des bosses et poches sanguines de petites dimensions à l'aide de la *bande élastique* modérément serrée, l'*évacuation* du contenu des grandes collections n'ayant pas tendance à se résorber, à l'aide de l'aspirateur Potain ou Dieulafoy.

PLAIES. — Contrairement à la pratique des anciens chirurgiens, on évite aujourd'hui l'*exploration* des plaies. On ne va plus à la *recherche des corps étrangers*, à moins qu'ils soient sous-cutanés ou qu'ils aient produit un abcès. Il faut pourtant signaler à ce propos le *stylet électrique* de Trouvé comme une ingénieuse découverte. — L'autoplastie, l'hétéroplastie, la prothèse, la greffe épidermique (Reverdin) sont d'un usage courant. Aujourd'hui on va jusqu'à emprunter des lambeaux ou des greffes à un autre organisme que le blessé (membres d'amputés, grenouilles).

Avec le procédé et l'appareil de notre collègue J. Roussel, de Genève, la *transfusion du sang* est devenue une méthode scientifique, sûre et inoffensive.

A l'occasion du traitement des *plaies par morsure* il serait irrationnel d'oublier la rage et les *inoculations de virus rabique* (Pasteur).

TUMEURS. — Leur classification naturelle est due au

progrès des études anatomo-pathologiques et de la micrographie contemporaine.

Quelques affections ont été décrites récemment : Hydroadénite (Verneuil), sclérodermie, adénomes sudoripares (Verneuil).

Les SYSTÈMES SANGUIN et LYMPHATIQUE ont donné lieu à des travaux de première importance sur : la *périartérite*, l'*endartérite*, les *anévrysmes*, la *phlébite*, les *varices*, les *lymphangites* et les *affections des ganglions*. Signalons l'application de la bande d'Esmarch au traitement des anévrysmes.

NERFS. — Nous ne pouvons passer sous silence l'*élongation* des nerfs, pratiquée pour la première fois en 1872 par Nüssbaum. Cette opération est un empiètement de la chirurgie sur le terrain de la médecine ; on l'a en effet conseillée dans le traitement : des névralgies, du tétanos, des accès épileptiformes d'origine périphérique, de certaines paralysies de la sensibilité et de la motricité consécutives à un traumatisme, de la lèpre anesthésique, des douleurs fulgurantes de l'ataxie locomotrice, des troubles qui procèdent d'une paralysie infantile ou d'une hémorrhagie cérébrale ; son efficacité est réelle dans certains cas.

L'étude des plaies des nerfs, de leur régénération, des névrites, des tumeurs des nerfs doit beaucoup à notre époque.

MUSCLES ET TENDONS. — L'anatomie pathologique a fourni d'intéressantes données à la clinique. L'histoire des *diastasis musculaires* (Gubler), des myosites, de la myosite ossifiante progressive date de nos jours.

Dans le cas de perte de substance des tendons, nos contemporains ont eu l'idée de suppléer à la perte de substance par des tresses de catgut (Gluck), par la greffe d'un tendon

d'animal (chien, Peyrot), (lapin, Monod), et ils ont obtenu
des succès.

Os. — Nous devons à la chirurgie moderne toute l'histoire de l'ostéo-myélite des adolescents, la reconnaissance
de la carie en tant que lésion tuberculeuse et toutes ces re-
cherches admirables, fécondes en application, sur l'anatomie pathologique des maladies des os (travail de consolidation
des fractures, ostéite, rachitisme, ostéoporose sénile, exosto-
ses ostéogéniques ou de croissance, etc., etc.). Il en est de
même des maladies du périoste (régénération des os, résec-
tions sous-périostiques).

ARTICULATIONS.— Signalons les travaux sur les lésions
de l'entorse et sur son traitement, ainsi que l'adoption chirurgicale du massage.

Nous avons indiqué les avantages de l'anesthésie pour la
réduction des luxations et la substitution des moyens de
douceur aux moyens de force ; notons encore parmi les perfectionnements l'introduction du caoutchouc dans les appareils de réduction (bandes et tubes élastiques) et l'introduction du dynamomètre dans les appareils de traction. Grâce
à cet instrument, on est certain d'éviter l'arrachement du
membre, dont il existe des cas célèbres.

Appelons encore l'attention sur l'étude des arthrites et
de la tumeur blanche.

RÉGIONS : CRANE et RACHIS. — Notons : les travaux sur
les fractures de la base du crâne, la fixation des indications
et des contre-indications de la trépanation, les nouveaux
horizons ouverts à la chirurgie par la découverte des locali-
sations cérébrales, l'histoire de la pneumatocèle, des tumeurs
vasculaires en communication avec la circulation veineuse
intra-crânienne, les déformations du crâne rapportées par
Parrot à la syphilis congénitale, les immenses services ren

dus au traitement des déviations du rachis par les progrès de l'orthopédie.

APPAREILS DE LA VISION, DE L'AUDITION, DE L'OLFACTION, DE LA GUSTATION, LARYNX. — Nous ne pouvons que proclamer les progrès réalisés dans l'étude et le traitement des maladies de ces divers appareils et organes par les ophthalmologistes, auristes, stomatologistes, dentistes et laryngoscopistes contemporains et les importantes découvertes de l'ophthalmoscope par Helmholtz, du laryngoscope par Jean Czermak.

COU. — Énumérons parmi les travaux récents l'étude des paralysies radiculaires du plexus brachial consécutives aux traumatismes, l'étude des phlegmons du cou et particulièrement de l'adéno-phlegmon prévertébral, le traitement du lymphadénome par les injections interstitielles de solutions arsenicales, l'étude du torticolis et de son traitement (par l'électrisation, le massage, l'orthopédie, la section des muscles rétractés (ténotomie sous-cutanée), l'élongation de la branche externe du spinal et la résection de ce nerf dans le traitement du torticolis intermittent.

ŒSOPHAGE. — Notre époque a perfectionné les instruments nécessaires à l'extraction des corps étrangers et dont le plus connu est le *panier de Græfe*. L'étude des varices de l'œsophage, des rétrécissements de cet organe et de leur traitement (cautérisations électriques de Beckel, dilatation par les boules et les sondes cylindriques, œsophagotomie interne de Maisonneuve, gastrotomie pratiquée d'abord sans succès par Sédillot, puis réussie par Verneuil), l'œsophagotomie, la résection d'une partie de l'œsophage, dans le cas de cancer, sont des conquêtes modernes.

LARYNX. — Il en est de même de l'étude des fractures

du larynx, de la résection partielle sous-périchondrique des cartilages dans le cas de rétrécissements, l'étude des polypes laryngiens, de la laryngotomie sous-hyoïdienne, de la thyrotomie pour l'extirpation des tumeurs, de l'extirpation partielle ou totale du larynx dans le cas de rétrécissement syphilitique ou de tumeurs (cancer en particulier).

CORPS THYROÏDE. — Des travaux récents ont élucidé l'histoire des goîtres et fixé leur traitement (traitement du goître kystique par le drainage et les injections modificatrices, traitement du goître solide par la section des muscles et des aponévroses du cou, le déplacement de la tumeur, quand il s'agit de goître plongeant, la thyroïdectomie devenue facile et sûre, les injections interstitielles).

L'histoire des fistules bronchiales, des kystes séreux congénitaux du cou a été complétée.

THORAX. — Rappelons : le mécanisme de la déchirure du poumon, sans lésions de la paroi thoracique (Gosselin) ; l'histoire des fractures et luxations du sternum, des opérations de *pleurotomie antiseptique* et d'Estlander.

MAMELLE. — Les tumeurs de la mamelle ont été étudiées méthodiquement. De nouvelles maladies ont été décrites : maladie kystique des mamelles (Reclus). L'histoire des tumeurs du sein chez l'homme s'est enrichie de documents.

ABDOMEN. — La chirurgie de l'abdomen a surtout tenté nos contemporains, l'énumération suivante ne peut donner qu'une faible idée de ce qui a été fait de ce côté : Étude de la contusion abdominale, de ses complications et des modifications de l'intervention chirurgicale, étude des phlegmons et des tumeurs des parois de l'abdomen ; étude des corps étrangers de l'estomac ; règles de la taille stomacale ou gastrotomie, étude des corps étrangers de l'intestin, sable intestinal de Laboulbène ; étude de l'occlusion intestinale et de son traitement, (action de l'électricité, laparotomie) ; étude des complications de la lithiase biliaire (cholécysto-tomie et chlolécystectomie), étude des tumeurs de la rate et splénotomie ; étude des tumeurs du mésentère et de leur ablation ; étude si importante des hernies et cure radicale ; aujourd'hui on n'hésite pas plus à ouvrir le péritoine que les autres séreuses ; traitement de l'anus contre nature (par la laparotomie, l'isolement de la partie d'intestin qui porte l'anus, la suture de l'orifice ou la résection d'une portion plus ou moins considérable de l'intestin); études des adéni-tes iliaques; études des tumeurs congénitales de la région sacro-coccygienne, des phlegmons, abcès et fistules des es-paces pelvi-rectaux supérieurs et inférieurs, de la fissure à l'anus, des rétrécissements du rectum, etc., etc.

ORGANES GÉNITO-URINAIRES. — Les travaux contempo-rains ont singulièrement accru la pathologie chirurgicale des organes génito-urinaires. Il faudrait tout énumérer. La contusion du rein et son extirpation par la voie lombaire en cas d'hémorrhagie menaçante ; l'étude des plaies de cet organe, celle des phlegmons et abcès périnéphrétiques, des néphrites et particulièrement des néphrites infectieuses chi-rurgicales, si intéressantes au point de vue des doctrines microbiennes, de la tuberculose rénale, la fixation des rè-gles de la néphrotomie et de la néphrectomie, l'histoire des ectopies rénales et de la néphrorrhaphie, l'histoire des uré-térites et des urétéro-pyélites ; les perfectionnements ap-portés dans l'appareil instrumental et dans les procédés opé-ratoires de la lithotritie (litholapaxie de Bigelow) et la taille (taille hypogastrique), l'étude des cystites (cystite cantha-ridienne étudiée pour la première fois en 1844, cystite vari-queuse du col, de Tillaux), cystite chronique et décomposi-tion ammoniacale des urines, cystite tuberculeuse) ; la cys-totomie pour l'ablation des néoplasmes de la vessie, l'ana-

tomio pathologique des prostatites, l'histoire de la tuberculose prostatique, des concrétions et calculs de la prostate,
du cancer de cet organe, le traitement de l'hypospadias et
de l'épispadias, l'origine microbienne de la blennorrhagie,
les nouveaux traitements dirigés contre cette affection, l'é-
tude des rétrécissements et de leur traitement, le traitement
des fistules urinaires et particulièrement des fistules vésico-
vaginales.

Signalons encore l'histoire toute récente de la *gangrène
foudroyante spontanée* des organes génitaux externes de
l'homme (Fournier), la vaginalite chronique hémorrhagi-
que, les anomalies, les inflammations et les tumeurs des
testicules, si bien décrites de nos jours, les inflammations et
les tumeurs de la vulve, les perfectionnements apportés dans
ces dernières années à la médecine opératoire des déchiru-
res du périnée (périnéorraphie), les tumeurs du vagin, etc.

UTÉRUS ET ANNEXES. — La gynécologie a pris à notre
époque un développement énorme. L'utérus et ses annexes auxquels on osait à peine toucher au commencement du
siècle sont devenus l'objet d'un nombre considérable d'opérations. Il n'est pas de chirurgien qui ne s'ingénie avec
plus ou moins d'autorité, de compétence et de succès à dé-
couvrir quelque intervention nouvelle. Reste à démontrer
si les innovations sont toujours heureuses, s'il n'y a pas,
dans trop de cas, disproportion entre la gravité de l'action
chirurgicale et l'incommodité de l'affection visée, si enfin
des traitements moins offensifs ne seraient pas en même
temps plus efficaces dans beaucoup de circonstances. Le
temps jugera. Mais de notre humble avis, et de l'avis des
statistiques, le remède est souvent pire que le mal. C'est
tout ce que nous nous permettrons de dire, ne voulant pas
répéter après l'un de nos maîtres les plus aimés, à propos de
la fréquence des observations gynécologiques : « Mais c'est
le massacre des innocentes ! »

Sur ce, reprenons notre rôle de compilateur : La colporrhaphie, la colpopérinéorrhaphie, l'élytrorrhaphie, le cloisonnement du vagin, la vulvorrhaphie (épisiorrhaphie), sont dirigées contre le prolapsus de l'utérus.

L'opération d'Alexander a pour but de combattre la rétroversion et la rétroflexion utérines, en saisissant les ligaments ronds au niveau de l'orifice inguinal externe, à les attirer fortement en dehors, pendant qu'on redresse l'utérus et à les fixer avec des fils de catgut aux bords de l'anneau inguinal.

L'*hystérorrhaphie* a pour but de fixer l'utérus à la paroi abdominale.

Dans l'inversion utérine, quand les procédés de réduction ont échoué, l'opération de choix est l'amputation lente de l'utérus par la ligature élastique. Le curettage de la cavité utérine, après dilatation préalable du col, guérit les métrites chroniques, hémorrhagiques et leucorrhéiques.

La trachélorrhaphie a été inventée pour reconstituer le col utérin dans le cas d'ectropion de la muqueuse utérine.

L'étude des hypertrophies du col de l'utérus et de leur traitement date de 1859 (Huguier).

Les divers traitements des fibrômes utérins (électricité, injections sous-cutanées d'ergotine, ovariotomie *normale* ayant pour but de provoquer une ménopause anticipée, énucléation, hystérectomie) mériteraient une discussion que nous ne voulons entreprendre ici. Mais nous ne pouvons passer sous silence le procédé de morcellement des tumeurs institué par Péan et basé sur le pincement hémostatique.

Les tumeurs fibro-kystiques de l'utérus, de description récente, sont justiciables de l'hystérectomie abdominale quand elles deviennent gênantes.

Le cancer de l'utérus est traité de nos jours, suivant son siège, par l'amputation du col, l'hystérectomie abdominale et mieux vaginale, ou par l'ablation des parties malades à l'aide de la cuiller tranchante, suivie de tamponnement simple-

3

ment antiseptique, ou à la fois caustique et antiseptique.

L'ovarite et la périovarite chroniques sont traitées par Lawson Tait et ses imitateurs par l'ablation des organes malades.

L'ovariotomie (traitement radical des kystes et des autres tumeurs de l'ovaire et des ligaments larges) est entrée dans la pratique journalière grâce à l'initiative et aux constants succès de Péan.

On exécute aussi quotidiennement la salpingotomie pour traiter les inflammations des trompes (salpingites) ou leurs rétrécissements ! Les phlegmasies péri-utérines se sont enrichies de l'histoire de l'*adéno-phlegmon juxta-pubien* (A. Guérin) et de l'*adéno-pelvi-péritonite* (Martineau).

Enfin, des faits nouveaux sont venus compléter l'étude de l'hématocèle péri-utérine.

Les critiques générales que nous nous sommes permises au début de ce paragraphe s'adressent, en bonne partie, aux opérations graves que l'on pratique sur les annexes de l'utérus dans le cas de phlegmasies péri-utérines.

Avec Péan, avec J. Chéron, avec Walton et ceux dont les connaissances gynécologiques s'appuient sur une active et longue expérience, nous pensons que les phlegmasies des annexes sont généralement dues à une inflammation intra-utérine et qu'il suffit dans la plupart des cas de traiter l'affection causale pour guérir les complications.

AFFECTIONS DES MEMBRES. — Nos contemporains ont contribué pour une large part à l'étude des affections des membres; mais comme les faits principaux ont été signalés dans les généralités, nous n'insisterons pas.

Cette énumération incomplète, bien que longue, montre que les chirurgiens modernes ont repris toutes les questions de la pathologie externe, qu'ils les ont mises en accord avec les progrès des sciences, qu'ils ont créé de toute pièce l'histoire d'un grand nombre d'affections inconnues ou méconnues jusqu'alors et que, munis de trois grands moyens de perfectionnement : *anesthésie, hémostasie, antisepsie*, ils ont étendu le domaine de l'intervention chirurgicale au delà de toute prévision.

En l'état actuel de nos connaissances, et avec les réserves que comporte cette locution, il nous semble ressortir de l'étude qui précède ce fait que pour la chirurgie, comme pour les autres branches des connaissances humaines, le XIX° siècle est réellement le siècle du progrès, nous n'osons dire de la perfection.

Les *desiderata,* bien que peu nombreux, sont, en effet, de première importance ; ils ont trait surtout à l'hygiène hospitalière.

Dès que la question *hospitalisation* (traitement des malades à l'hôpital), se pose, une autre question, celle des *soins à domicile* se trouve soulevée du même coup.

On est en droit de se demander, en effet, s'il n'est pas préférable d'employer les sommes consacrées à la fondation et à l'entretien d'un hôpital, à l'organisation des *soins à domicile.*

Pour nous, il ne saurait y avoir de doute à cet égard. Les deux questions sont parfaitement distinctes.

Les soins à domicile doivent être conservés pour les cas légers, sans gravité, qui laissent aux malades leur validité et ne réclament qu'un traitement simple, élémentaire, en quelque sorte.

Mais d'une façon générale, à domicile c'est de l'hygiène plus que de la thérapeutique qu'il faut se préoccuper.

Donner aux infortunés de l'air, de la lumière, de l'eau, des vêtements, des aliments ; les garantir contre les intempéries, les soustraire à l'agglomération et à la promiscuité ; améliorer, en un mot leur milieu, c'est faire pour eux beaucoup plus que de soigner leurs maladies et leurs infirmités dans les bouges que la plupart occupent.

Le rôle de la société et de la charité privée est de faire, à domicile, le traitement préventif des maladies. Mais lorsque celles-ci existent, c'est sur un autre terrain qu'il faut se placer pour les combattre.

S'imagine-t-on, en effet, un malade un peu sérieusement atteint dans un de ces logements que connaissent bien tous ceux qui ont fait la médecine des pauvres, logements dans lesquels on ne peut se déplacer sans heurter un meuble, dans lesquels, nous ne dirons pas le soleil, mais la lumière même n'arrive pas en plein jour ; où règne la malpropreté la plus sordide, où l'on ne trouve pas d'eau, ne fût-ce que pour se laver les mains, où les familles, parents et enfants vivent entassés, où tout fait défaut : linge, vêtements, aliments.

S'imagine-t-on le pauvre patient au milieu des vagissements des nouveaux-nés, des disputes et parfois de l'ivresse des aînés ?

De quels secours pourrait être, en pareil cas, la science de toute une Faculté réunie ?

Soustrait à ce milieu, le malade est plus qu'à demi sauvé ! Puis le patient, dans de telles conditions, devient un foyer d'infection. Il aggrave par sa présence les mauvaises conditions hygiéniques pour les malheureux qui cohabitent avec lui. S'il s'agit d'une maladie contagieuse, il la leur transmet. Rien n'est plus fréquent que de voir un cas de diphtérie, de fièvre typhoïde, de variole, etc., etc., devenir la cause de la mort de tous les membres d'une même famille et le point de départ d'une contagion qui dépasse les limites de l'appartement.

La plupart des épidémies ne peuvent s'expliquer autrement.

D'ailleurs, en admettant que nous ayons choisi un exemple trop facile, il ne reste pas moins vrai que dans *aucune habitation, même confortable, même luxueuse, l'installation du malade n'a été prévue*. Malgré sa fréquence, nous dirions volontiers sa fatalité, la maladie n'est jamais attendue.

Et pourtant quel rapport y a-t-il entre le mode de vie de l'homme sain et celui de l'homme valétudinaire ? Il serait puéril d'insister.

Chaque fois que le médecin est appelé près d'un malade,

c'est une organisation à faire tant bien que mal et plus souvent mal que bien. Chez les gens qui disposent d'une certaine fortune, on arrive encore à l'à peu près. Mais chez les autres ? Ces quelques considérations nous paraissent démontrer suffisamment la nécessité de locaux spécialement aménagés pour le traitement des malades (maisons de santé ou hôpitaux) : à des conditions de vie différentes, il faut un milieu différent.

Et puisque la société n'a pas prévu le malade dans l'aménagement des habitations, c'est au médecin, à l'hygiéniste qu'il appartient de combler cette lacune en installant à côté de la maison de l'homme sain, la *maison du malade*.

Nous admettons qu'un patient sera mieux traité dans cette maison appropriée que dans sa famille, à la condition que la sagesse la mieux éclairée aura présidé au choix de l'emplacement, à l'exposition, à l'édification, à l'aménagement intérieur, à l'aération, au chauffage, à l'antisepsie, etc., etc., de cette habitation.

Nos hôpitaux réalisent-ils ces conditions ? Hélas ! de l'avis de tous les médecins, presque tout est encore à faire pour l'organisation d'un hôpital répondant véritablement aux exigences de l'hygiène et aux données de la science contemporaine. (Voir le savant article « Hôpitaux », du Dr Boisseau, *Dict. Encyc. des sciences Méd.*).

Il est encore en France bon nombre d'établissements de ce genre sur lesquels on pourrait afficher avec une ironie navrante l'inscription qu'on lisait autrefois au-dessus d'une porte de l'ancien Hôtel-Dieu : « C'est ici la maison de Dieu et la porte du Ciel ! »

A cela rien de bien étrange, la plupart des hôpitaux datent d'une époque où l'on n'avait aucune idée de la pathogénie et de l'hygiène.

Mais pourquoi les hôpitaux modernes laissent-ils eux-mêmes à désirer ?

Pourquoi les créations hospitalières dues à l'initiative

privée, l'emportent-elles de beaucoup sur les grands établissements créés et administrés par la cité ou par l'Etat ?

Si l'on admet la nécessité des hôpitaux, il faut profiter
des fautes commises par nos devanciers et savoir les éviter.
La meilleure introduction à l'étude d'un hôpital modèle serait l'examen des principaux griefs que l'on peut élever
contre les hôpitaux actuels. Ces griefs découlent pour la
plupart des deux faits suivants : encombrement, mauvais
choix de l'emplacement.

1. *Encombrement* : Les hôpitaux actuels sont d'immenses casernes dans lesquelles les salles succèdent aux salles
et s'entassent les unes au-dessus des autres. Le même hôpital contient à la fois des services de médecine, de chirurgie et d'accouchements. La plupart des corps de bâtiments
communiquent entre eux. Les uns masquent les autres. Les
cours qui les séparent forment le plus souvent de véritables
puits. Les salles regorgent de malades. Il y a *encombrement*,
c'est-à-dire manque d'espace, manque d'air.

Or si l'homme, en santé, vicie en un temps donné, l'air
d'un espace clos, à plus forte raison l'homme malade.
C'est dans l'air vicié du milieu nosocomial que prennent
naissance les corpuscules-germes origines de toute *infection*
et de tout *contage*. C'est là que des générations de malades
se succèdent, laissant derrière elles s'accumuler, d'âge en
âge, les ferments morbides, là que les patients tendent à
réaliser une sorte d'*équilibre mobile de contamination*,
là en un mot qu'un blessé venu pour soigner sa plaie,
meurt de diphtérie, d'érysipèle ou de variole.

2. *Mauvais choix de l'emplacement* : Ce facteur s'ajoute
au précédent pour rendre l'hôpital malsain. Par suite de
l'extension des villes et de l'accroissement de leur population, les hôpitaux primitivement excentriques sont devenus de plus en plus centraux, ou se sont trouvés englobés.

On peut donc leur faire aujourd'hui le reproche d'être situés au milieu de l'accumulation, du mouvement, du bruit de la cité ; au voisinage, plus ou moins immédiat, d'usines, de manufactures, d'établissements insalubres. De ce fait, ils sont tombés dans les plus mauvaises conditions hygiéniques en même temps qu'ils sont devenus pour la population saine des centres de contagion.

En outre, d'aucuns sont dans la partie la plus basse de la ville, d'autres au pied des collines, c'est-à-dire encaissés, soustraits au balayage des vents, exposés à l'action des eaux d'infiltration et à l'humidité. Il est enfin légitime de se demander si le terrain est toujours dans des conditions favorables au point de vue de la perméabilité.

Hôpital modèle. L'idéal serait un local particulier et parfaitement isolé pour chaque malade. Des difficultés d'ordre économique s'opposent à la réalisation de cette conception. Mais c'est dans cette voie que doivent être dirigées les tentatives de perfectionnement : *Isolement du malade dans un milieu propre, hygiénique, antiseptique.*

Le premier moyen, le moyen capital, c'est la suppression (progressive naturellement) des grands établissements hospitaliers, *véritables palais de la contagion*, et la création, la multiplication, la dispersion des *petits* hôpitaux.

Le système des petits hôpitaux est le moins coûteux, il permet d'augmenter le nombre des lits, tout en plaçant les malades dans les meilleures conditions.

Viennent ensuite une série de propositions au sujet desquelles la plupart des médecins sont aujourd'hui d'accord :

— Organiser pour les cas d'urgence, dans chaque quartier, des *postes de secours médicaux*, dans lesquels les malades ne devront séjourner que temporairement et d'où ils seront dirigés sur les hôpitaux, dès que leur état le permettra. Des véhicules appropriés (voitures d'ambulance) effectueront ce transport.

— Construire les hôpitaux loin des quartiers populeux, vers la circonférence ou l'extérieur des villes, bien qu'à proximité. La supériorité des hôpitaux installés au milieu de l'air pur de la campagne est un fait incontestable.

— Edifier l'hôpital en un lieu découvert, élevé (sommet d'une colline par exemple) afin d'assurer : la sécheresse, l'écoulement des eaux, les bains de soleil et le balayage des vents.

Le voisinage d'un cours d'eau est plus utile que nuisible, il favorise l'évacuation des eaux-ménagères et des immondices.

— Choisir un sol sec, perméable, calcaire ou sablonneux, complètement débarrassé de la couche de terre végétale qui sert de culture à tant de microbes.

— Couvrir le terrain hospitalier de plantations qui assainissent l'air et le sol en même temps qu'elles forment une sorte de *frontière hygiénique*.

— Ne pas ménager l'étendue. Réunir le plus petit nombre possible de malades sur le plus grand espace et proportionner l'espace à la gravité des maladies. Les *petits hôpitaux* ne devraient pas contenir plus de deux cents lits répartis en 15 ou 20 salles.

— A notre avis il n'y a que de mauvaises raisons à invoquer pour justifier la réunion dans un même hôpital : des services de médecine, de chirurgie et d'accouchements.

Il y a lieu de séparer ces divers services et de construire: des hôpitaux destinés exclusivement au traitement des affections médicales, des hôpitaux purement chirurgicaux et des maternités.

— En nous plaçant au point de vue spécial de l'*hôpital chirurgical*, nous considérerons trois ordres d'affections : 1° Maladies sans plaies (entorse, fracture, luxation, tumeurs non ulcérées, etc., etc.) ; 2° Plaies accidentelles ou opérations légères ; 3° Plaies accidentelles ou opérations graves.

Dans le premier cas il y a peu d'inconvénients à réunir

un assez grand nombre de patients dans une salle commune. — Dans le second cas la salle commune ne devra comprendre qu'un très petit nombre de lits. Dans le troisième cas il sera de toute nécessité de pratiquer le *système cellulaire*, c'est-à-dire de soigner chaque malade dans une chambre à part.

Toutes les salles, toutes les chambres devront être doubles. Expliquons-nous ! A chaque salle d'habitation succédera une salle vide, d'égales dimensions. Cette disposition permettra d'isoler les différents services mieux que le font les simples paliers ; mais en outre, et c'est là le but, chaque jour et au besoin deux fois par jour si cela est nécessaire, on évacuera les lits et les malades de la salle d'habitation dans la salle vide (salle de pansements).

Pendant qu'on fera les pansements dans la seconde salle, on pratiquera le nettoyage complet et l'aération de la première. Les malades réintégrés dans leur domicile, la salle de pansements sera à son tour aérée et nettoyée de fond en comble.

Des lits munis de galets recouverts de caoutchouc permettront le transport d'une salle à l'autre sans la moindre secousse pour le malade.

Pour les détails d'édification nous donnerions la préférence aux pavillons-châlets de 10 à 12 lits, disséminés au milieu de parcs et de jardins: *Villages à malades.*

Des wagonnets sur rails pourraient transporter le personnel et le matériel d'un pavillon à l'autre.

Une disposition non moins heureuse est celle des hôpitaux-baraques russes, décrits récemment par Dujardin-Beaumetz. Notre bon et savant maître nous pardonnera la longueur des emprunts que nous lui faisons en raison de leur importance.

« Ce qui constitue le point le plus original et le plus important de cette organisation particulière, ce sont les baraques en bois et en particulier les hôpitaux-baraques de cons.

truction relativement récente. Dans les anciens hôpitaux,
il existe des hôpitaux d'été et des hôpitaux d'hiver ; les premiers sont surtout constitués par des baraques élégamment
construites qui n'offrent rien cependant de bien particulier.
Mais cette organisation, qui fait passer les malades dans des
salles différentes en été et en hiver, a le grand avantage
de permettre de nettoyer avec soin les salles lorsqu'elles
sont évacuées. D'hôpitaux temporaires les baraques sont
devenues bientôt hôpitaux définitifs, et le modèle de ces
hôpitaux-baraques, qui peut et doit désormais servir de
type à des constructions semblables, est l'hôpital-baraque
Alexandre et c'est sur lui surtout que je veux insister.

« C'est l'illustre chirurgien Pirogoff qui, l'un des premiers,
a montré tous les bénéfices que l'on pouvait tirer des constructions en bois pour les hôpitaux. Pour lui, ces constructions ne devaient être que passagères et au bout de dix ans
on devait les brûler.

« ..... Le professeur Dobroslawin veut que ces constructions soient d'un seul étage, élevées du sol de façon à permettre une ventilation suffisante sous les salles ; il veut de
plus que l'éclairage soit bilatéral et que des lanternes avec
châssis mobiles pour la ventilation soient placées au plafond.

« Mais c'est surtout à l'insistance du professeur Botkine,
curateur des hôpitaux de Saint-Pétersbourg, que l'on doit la
construction la plus complète en ce genre et c'est sous sa
haute direction qu'a été construit l'hôpital-baraque Alexandre, que l'on peut considérer comme un type aussi complet
que possible d'un hôpital répondant à toutes les exigences
de l'hygiène.

« Le docteur Archanguelski fit une étude approfondie du
sol sur lequel devait être élevé cet hôpital et sous sa direction
un drainage de tout ce sol fut fait d'une façon très complète.

« La somme consacrée à cet hôpital fut de 2,000,000 de
francs (500,000 roubles). Cet hôpital renferme 250 malades,
qui sont distribués dans 22 baraques, dont 20 sont affectées

aux malades et 2 aux convalescents ; des bâtiments servant
à l'administration, d'autres à la désinfection ; des laboratoires, des cuisines, une vacherie complètent l'ensemble de
cet hôpital....

« Toutes les baraques destinées aux malades sont isolées
les unes des autres. Elles sont toutes construites sur un type
uniforme, sauf les deux baraques destinées aux convalescents. Toutes les baraques du côté droit sont occupées par les
hommes ; celles du côté gauche par les femmes.

« Si, maintenant, nous entrons dans le détail de chaque
baraque, elle se présente sous un aspect assez élégant, qui
rappelle celui des constructions russes. Elevée du sol, elle se
compose essentiellement d'une salle de malades et d'un
bâtiment annexe qui ne fait qu'un avec la baraque, et qui
renferme une antichambre, une salle de bains, une cui-
sine, un cabinet pour la surveillance et des cabinets d'ai-
sances. Deux escaliers, situés aux deux extrémités de la
baraque, sont placés suivant son grand axe.

« De chaque côté, cinq fenêtres éclairent cette salle, qui
ne renferme que douze lits. Trois lanternes placées sur le
toit, avec des vasistas mobiles permettent de ventiler cette
pièce ; mais cette ventilation est surtout faite par quatre
poêles placés aux deux extrémités de la salle..... La baraque
des convalescents est double et la partie centrale est occupée,
outre le service général, par une grande salle qui sert à la
fois au repas des malades et de lieu de récréation. Cette
habitation est encore complétée par une véranda, qui donne
sur cette salle et où les convalescents peuvent se promener
à l'abri de la pluie.

« Le bâtiment central a deux étages et l'étage supérieur
est réservé au personnel des infirmiers....

« Qu'il s'agisse des baraques pour convalescents ou des
baraques pour malades, les dispositions générales de la construction sont les mêmes, c'est-à-dire que leurs parois sont en
bois plein, que leur intérieur est recouvert d'une couche de

plâtre, qui reçoit une peinture très vernissée, de sorte que les parois sont extrêmement lisses et imperméables. Le sous-sol n'est jamais occupé, sauf toutefois par deux tonneaux, qui reçoivent les matières fécales, qui de là vont se perdre dans le sol. Dans certains hôpitaux, comme à l'hôpital des dames de la Croix-Rouge, avant cette dispersion, les matières sont mélangées avec des substances désinfectantes.

« Voici la composition du mélange employé par Berthenson :

Sulfate de fer.	19 kil.	500
Sulfate de cuivre.	1 kil.	100
« de zinc.	4 kil.	000
« de magnésie. . . .	2 kil.	
Acide acétique.	2 kil.	500
Eau.	5 litres.	

« Chaque litre de cette solution est étendu avec 9 litres d'eau....

« Toutes les fenêtres des baraques sont, comme celles des habitations russes, doubles, et quand les grands froids surviennent, ces doubles fenêtres sont très exactement fermées et ne s'ouvrent pas de tout l'hiver. Malgré cette fermeture hermétique, la ventilation est très parfaite, grâce aux quatre poêles situés dans chaque salle, qui font un appel énergique d'air par la double enveloppe qui entoure leur cheminée et par des cloisons à hauteur d'appui, distantes du mur de 10 centimètres, et qui sont placées à chaque fenêtre ; l'air froid est attiré dans cet espace vide par les poêles.

« Mais ce sont surtout les lanternes placées à la partie supérieure de la pièce, qui permettent de modifier l'air de la salle. Le docteur Berthenson a fait à cet égard de curieuses observations à l'hôpital des dames de la Croix-Rouge, sur la faible influence qu'a sur la température l'ouverture des vasi-tas placés à la partie supérieure des salles de malades. Pendant les hivers de Saint-Pétersbourg, quand la température est à 20° et que les poêles maintiennent dans les salles une température extérieure de 17°, il faut près de quatre heures pour abaisser de 1 degré la température générale de la salle lorsque tous les vasistas sont largement ouverts.

« Les Russes aiment beaucoup la couleur blanche et c'est cette couleur qui domine dans les salles. La peinture vernissée qu'ils emploient pour revêtir leurs murs, donne aux chambres des malades un grand aspect de propreté et de clarté. Le sol est lui-même recouvert d'une couche imperméable d'huile grasse vernissée ; dans certains cas, il y a de l'asphalte et même j'ai vu des salles d'opérations où pour rendre l'imperméabilité du sol absolue, le plancher était recouvert de zinc.

« Les lits sont en fer ; ils sont très étroits et un peu bas. La literie se compose d'un sommier constitué par une toile métallique tendue sur des ressorts, d'un *matelas en paille et de deux oreillers de paille*.

« Sauf dans la baraque des convalescents les malades mangent dans la salle.

« Le service de la désinfection est admirablement organisé à l'hôpital Alexandre ; elle est confiée à un médecin spécial, le docteur Kroupine qui a sous ses ordres un personnel composé d'assistants et d'infirmiers exclusivement chargés de ce service. Cette désinfection porte sur les objets, sur les salles, sur les vêtements et sur les matières fécales. Pour la désinfection complète d'une salle, on l'évacue, puis à l'aide d'une pompe à pression, munie d'une lance, on inonde toutes les parois de la salle, plafond, murs et plancher, d'une solution au sublimé au millième ; tous les objets meublants, lits, chaises, tables de nuit subissent aussi l'action du sublimé ; quant aux objets de literie, matelas et autres, ils sont portés à l'étuve.

« C'est aussi à cette étuve qu'arrivent tous les vêtements ; cette étuve, qui sert à toute la population de Saint-Pétersbourg qui peut y adresser les objets à désinfecter, est située, dans un bâtiment spécial à deux étages ; au rez-de-chaussée se trouve une étuve à désinfection à vapeur sous pression, copiée sur le modèle de Geneste et Herscher, mais inférieur à ce dernier, et une chambre à désinfection chimique ; la partie supérieure, à parois à claire-voie et où la ventilation est aussi complète que possible, reçoit les vêtements après la désinfection...

« Enfin dans le sous-sol de ce bâtiment à désinfection se trouve un appareil fort ingénieux imaginé par le docteur Wassilieff où les matières fécales subissent l'action de la vapeur sous pression avant de se diffuser dans le sol.

« Je dirai peu de choses des laboratoires qui complètent si heureusement cet hôpital-baraque. J'y reviendrai quand je m'occuperai de l'enseignement médical. Mais je signalerai tout particulièrement une innovation fort heureuse, c'est la construction d'une étable, qui permet d'avoir du lait parfaitement pur pour les malades ; on sait, en effet, que le professeur Botkine est un de ceux qui ont le plus fait pour signaler les avantages du régime lacté dans les maladies. Je terminerai ce court résumé en signalant le fonctionnement de l'hôpital.

« Lorsqu'un malade est admis, avant de le laisser pénétrer dans les salles on le déshabille complètement, on le baigne et à sa sortie du bain on le revêt de linge et de vêtements appartenant à l'hôpital, pendant que ceux qu'il a quittés sont portés à l'étuve. Toutes ces opérations se passent dans le bâtiment de réception placé à l'entrée de l'hôpital. La maladie dont ce malade est porteur est-elle reconnue dès son entrée ; dans ce cas, on l'envoie directement à une des baraques où ces malades sont réunis. Chaque baraque, en effet, reçoit des malades spéciaux ; l'une est affectée à la fièvre typhoïde, l'autre à la scarlatine, une autre aux affections aiguës des poumons, etc. Lorsque, au contraire, le diagnostic est incertain, on le place dans une salle dite d'attente où l'on suit le malade, et, lorsque le diagnostic devient positif, il est envoyé à la salle qui lui est définitivement destinée.

« Quand les malades sont entrés en convalescence, on les place alors dans les baraques dont j'ai parlé, et qui sont situées à l'extrémité de l'hôpital.

« Cette division de l'hôpital-baraque, en constructions isolées ne renfermant que douze malades, réclame un personnel très nombreux. On ne sera donc pas étonné que pour les 250 malades qui y sont traités, le personnel appelé à les soigner se compose de 198 personnes, dont 16 femmes *feltscher*, 17 sœurs de charité, 82 domestiques, 68 veilleuses, blanchisseuses, etc. Tout ce personnel est logé dans des bâtiments à part.

« ... Aussi ma conclusion est-elle formelle : il faut que Paris suive l'exemple qui nous est donné par les capitales étrangères, et en particulier par Saint-Pétersbourg ; il faut que nous construisions à notre tour un hôpital, conforme aux préceptes de l'hygiène moderne, véritable hôpital modèle et qui serve de type à des constructions analogues.

« .... Il faut que la ville de Paris ne reste pas ainsi en retard sur les diverses capitales de l'Europe, et que tous ceux qui ont quelque souci de la chose publique fassent converger leurs efforts vers ce but humanitaire : *la construction d'un hôpital répondant à tous les besoins de l'hygiène*, et, je le répète en terminant, le meilleur type à adopter me paraît être celui que je viens de décrire. » (*Dujardin-Beaumetz, membre de l'Académie de médecine.* — Extrait de la *Gazette hebdomadaire de médecine et de chirurgie*, n° 46, 16 novembre 1888.)

Continuons l'énumération des propositions ayant trait à l'aménagement intérieur :

Les parois des salles devront être des surfaces polies, imperméables, non hygrométriques (stuc, peinture à l'huile, plaques de faïence) afin de faciliter les lavages.

— La salle ne comportera pas d'angles dans lesquels la poussière et les microbes peuvent stagner.

Le dallage devra être étanche, c'est-à-dire facile à laver.

— On supprimera les rideaux et les cloisons qui favorisent aussi la stagnation de l'air et on les remplacera au besoin par des paravents volants.

— On emploiera des lits en fer, des sommiers en fer, formés de simples lames élastiques courbées.

On a proposé des matelas et des oreillers en balle d'avoine qu'on pourrait brûler au départ du malade. Nous préférerions des matelas couverts de tissus imperméables (caoutchouc, toile cirée) faciles à laver.

— La table de toilette sera en métal, composée de deux tablettes superposées et soutenues par des colonnettes de fer, sans tiroir.

— Les vases seront en verre suffisamment épais, etc., etc..

— A propos du chauffage nous ferons remarquer que les deux systèmes : chauffage par les poêles ou les cheminées, chauffage par la vapeur d'eau canalisée, peuvent être combinés avantageusement. Les poêles et les cheminées sont utilisés comme moyens puissants de ventilation ; la canalisation de la vapeur pourrait, à l'aide d'appareils de condensation peu coûteux, fournir pour les soins des malades et pour les opérations de l'eau distillée qu'on obtiendrait facilement à tout moment et à des températures voulues.

Cette eau distillée se substituerait avec avantage à l'eau bouillie et filtrée réclamée par l'antisepsie.

Nous ne pouvons épuiser la question, mais nous avons donné les grandes lignes, et cela suffit.

Cet important problème social, *la maison du malade*, est le grand *desideratum* de notre époque. Quand il aura été résolu, dans le sens que nous venons d'indiquer, la chirurgie du XIX° siècle aura droit dans l'histoire à une page immortelle, et à jamais admirée.

Clermont (Oise). — Imprimerie Daix frères, 3, place Saint-André.

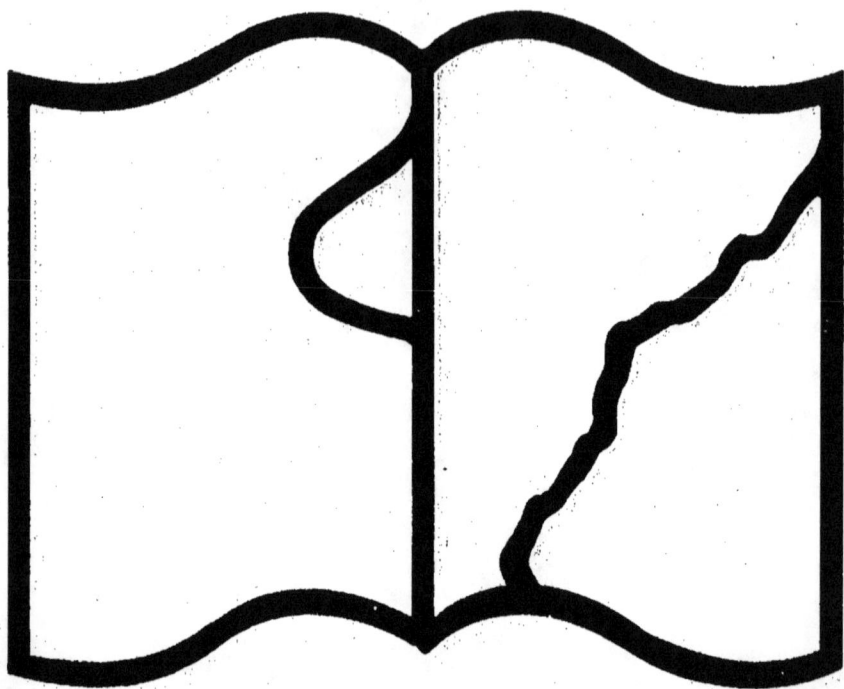

Texte détérioré — reliure défectueuse

NF Z 43-120-11

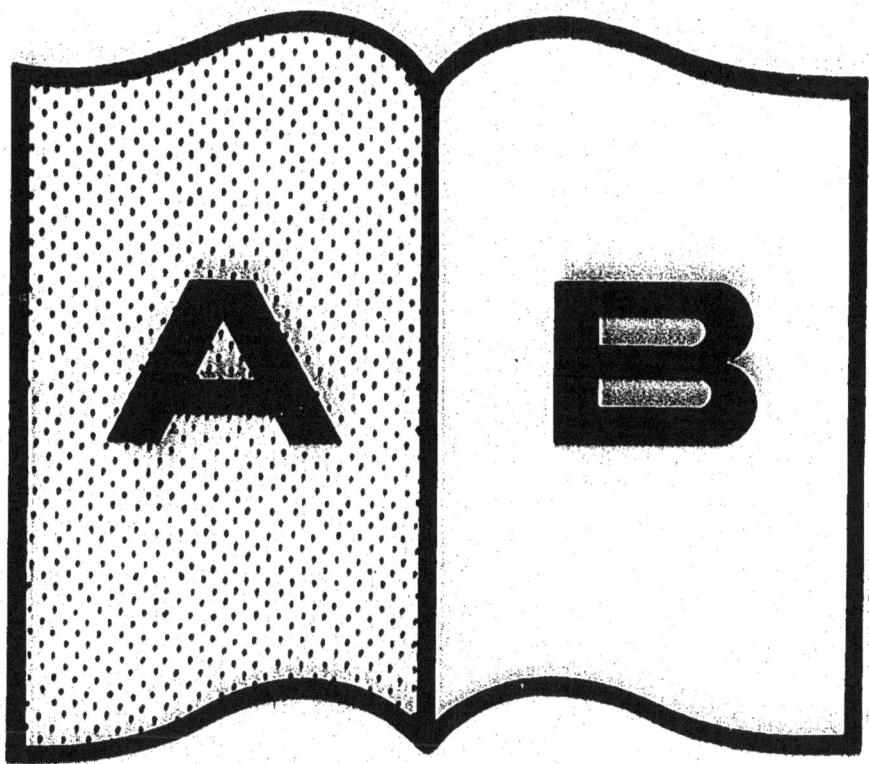

Contraste insuffisant

NF Z 43-120-14

www.ingramcontent.com/pod-product-compliance
Lightning Source LLC
Chambersburg PA
CBHW032312210326
41520CB00047B/3051